Ajayi Olushola
Borislav Dimitrov

Tratamento de CBD sintomático e cálculos biliares

Ajayi Olushola
Borislav Dimitrov

Tratamento de CBD sintomático e cálculos biliares

ScienciaScripts

Imprint

Any brand names and product names mentioned in this book are subject to trademark, brand or patent protection and are trademarks or registered trademarks of their respective holders. The use of brand names, product names, common names, trade names, product descriptions etc. even without a particular marking in this work is in no way to be construed to mean that such names may be regarded as unrestricted in respect of trademark and brand protection legislation and could thus be used by anyone.

Cover image: www.ingimage.com

This book is a translation from the original published under ISBN 978-3-659-83492-9.

Publisher:
Sciencia Scripts
is a trademark of
Dodo Books Indian Ocean Ltd. and OmniScriptum S.R.L publishing group

120 High Road, East Finchley, London, N2 9ED, United Kingdom
Str. Armeneasca 28/1, office 1, Chisinau MD-2012, Republic of Moldova, Europe
Printed at: see last page
ISBN: 978-620-8-21945-1

Abreviaturas

CBD - Common bile duct

ERCP/ES- Endoscopic retrograde cholangio-pancreatography/ endoscopic sphincterotomy,

 LC - Laparoscopic cholecystectomy

IOC – Intraoperative cholangiogram

LCBDE – Laparoscopic common bile duct exploration

LOC- Length of stay (hospital stay)

Non-RCT - Non-Randomized controlled trials

Pre-op – Pre-operative

Post-op – Post-operative

RCT - Randomized controlled trials

SR- Systematic review

RESUMO

Antecedentes: O tratamento ótimo dos cálculos biliares com cálculos associados do ducto biliar comum está a revelar-se uma decisão difícil na era laparoscópica na maioria dos consultórios, uma vez que o tratamento laparoscópico é comparável ao tratamento endoscópico bem estabelecido. Foram produzidas várias revisões e algoritmos baseados na decisão, mas a escolha da modalidade de tratamento ainda se baseia atualmente na experiência local, na prática hospitalar e na preferência do doente.

Objectivos: Comparar a eficácia e o benefício do tratamento laparoscópico em um único estágio versus o tratamento endoscópico em dois estágios de cálculos biliares com cálculos concomitantes de CBD.

Métodos: Uma revisão sistemática que comparou o tratamento laparoscópico numa fase com o tratamento endoscópico e laparoscópico em duas fases. Os estudos elegíveis foram identificados através de uma pesquisa por palavras de texto na base de dados do jornal eletrónico. Os dados extraídos foram submetidos a uma meta-análise com Forest Plot.

Resultados: 7 estudos com 746 pacientes, 366 no grupo de tratamento laparoscópico e 280 no grupo de tratamento endoscópico. Não houve diferença significativa no sucesso da reparação da via biliar (OR 1,23; IC 95% 0,55 a 2,75, P = 0,61). Morbilidade (RR 1,23; IC 95% 0,92 a 1,66, P = 0,17). Mortalidade (RD -0,00; IC 95% -0,02 a 0,01, P = 0,59). Duração da hospitalização (DM -0,31; IC 95% -1,68 a 1,06, P = 0,66). Mas uma diferença estatisticamente significativa na duração do procedimento (MD -6,83; 95% CI -9,59 a -4,07, P < 0,00001).

Conclusão: Ambas as abordagens de tratamento mostram uma eficácia comparável no tratamento de
cálculos sintomáticos de CBD

Resumo em linguagem simples

O tratamento de cálculos biliares com cálculos no ducto biliar comum descobertos antes ou durante a cirurgia da vesícula biliar ainda não está totalmente padronizado. O procedimento em duas fases de CPRE seguido de CL ganhou popularidade ao longo dos anos e é preferido pela maioria dos cirurgiões para o tratamento de cálculos biliares com cálculos suspeitos ou conhecidos na via biliar comum. Tal deve-se à morbilidade inaceitável da cirurgia aberta e estas complicações dos cálculos biliares poderiam ser facilmente evitadas através de um tratamento minimamente invasivo sob sedação.

Desde que foi descrito pela primeira vez como uma alternativa viável, o tratamento numa única fase com exploração laparoscópica e remoção do cálculo do CBD com LC provou ser uma alternativa eficaz e eficiente. Vários estudos realizados ao longo dos anos não mostraram diferenças claras e inequívocas entre os dois procedimentos em pacientes em forma. Esta revisão com 7 RCT (746 participantes) não mostra qualquer vantagem entre os dois procedimentos em termos de correção do CBD, morbilidade, mortalidade e tempo de hospitalização, mas uma duração mais curta do procedimento com o tratamento de fase única. São ainda necessários mais estudos entre estas duas abordagens de tratamento.

CAPÍTULO 1 HISTORIAL

A maioria das doenças do trato biliar está associada a cálculos biliares, uma vez que 5-25% dos adultos da população ocidental têm cálculos biliares (1). Os sintomas e complicações associados aos cálculos biliares estão entre os distúrbios digestivos mais dispendiosos (2). Os cálculos biliares estão associados ou são suspeitos em 10-15% dos doentes com cálculos biliares (3, 4). Os cálculos biliares também podem ser descobertos incidentalmente durante a cirurgia. Vários factores de risco, incluindo variáveis clínicas, bioquímicas e imagiológicas, podem ajudar a prever a presença de cálculos biliares (4). A deteção e o tratamento dos cálculos biliares antes ou depois da cirurgia são importantes para evitar complicações como a pancreatite, a colangite, etc.

Desde que a CPRE/ES foi realizada pela primeira vez na década de 1970, desenvolveu um papel proeminente e central no tratamento de cálculos de CVD. A taxa de sucesso para a remoção de cálculos diafragmáticos é de 87 a 97%, dependendo da habilidade do cirurgião (5, 6). Devido à elevada taxa de exames negativos, ao risco de complicações e à crescente disponibilidade de EDBC, a utilização do método evoluiu gradualmente de um procedimento de diagnóstico para um procedimento terapêutico (7, 8). Além disso, foram atualmente desenvolvidas outras técnicas de diagnóstico não invasivas ou minimamente invasivas para a deteção de cálculos do CBD (9-11), tornando inevitável a procura do tratamento mais eficiente e eficaz para os cálculos do CBD.

O tratamento cirúrgico aberto dos cálculos da vesícula biliar aquando da colecistectomia tem sido tradicionalmente o principal procedimento de fase única. Desde a sua introdução no final da década de 1980, a CL substituiu a colecistectomia aberta como procedimento padrão para o tratamento de cálculos na vesícula biliar (12, 13). A viabilidade da EDBE foi demonstrada pela primeira vez na década de 1990. Desde então, a técnica tem evoluído,

com uma taxa de sucesso de desobstrução ductal superior a 90 % em mãos experientes (3, 14, 15). Com o

as vantagens adicionais de um procedimento minimamente invasivo e a restrição dos doentes a uma única anestesia.

A eficácia destes tratamentos foi investigada em vários ensaios clínicos randomizados e os resultados medidos incluem a drenagem biliar bem sucedida, a morbilidade, a mortalidade e a duração do internamento hospitalar (16-19), etc. Estes estudos foram resumidos em revisões sistemáticas com meta-análise dos resultados. As RS que compararam o tratamento laparoscópico com o endoscópico relataram algumas das complicações a médio e longo prazo do tratamento endoscópico, mas poucos ECRs permitiram uma comparação conclusiva (20). Outras revisões mostram que a laparoscopia tem taxas comparáveis de desobstrução do ducto, morbilidade ou necessidade de intervenções adicionais em comparação com a endoscopia e a abordagem cirúrgica. No entanto, as revisões também concluíram que a abordagem aberta tem a taxa de sucesso mais elevada, mas tende a ter mais complicações e um internamento hospitalar mais longo, pelo que esta abordagem não é atualmente a primeira escolha na maioria dos centros (21, 22). Devido ao pequeno número de RCTs nos estudos com pequenas populações de pacientes, ainda não é possível fazer uma declaração clara sobre a melhor abordagem entre o tratamento laparoscópico e endoscópico.

Dadas as competências melhoradas e os avanços nas técnicas laparoscópicas, e tendo em conta o período de tempo das revisões anteriores, é essencial uma comparação dos dois procedimentos para determinar o método mais eficaz de tratamento de cálculos biliares sintomáticos com cálculos de CBD num doente em boa forma.

CAPÍTULO 2 **OBJECTIVOS E FINALIDADES**

Objectivos

Uma revisão sistemática dos ensaios clínicos aleatórios que comparam a eficácia e os benefícios do tratamento laparoscópico numa única fase versus o tratamento endoscópico em duas fases dos cálculos biliares com cálculos concomitantes do CBD.

Objectivos

O objetivo é avaliar a eficácia e o benefício do tratamento laparoscópico numa única fase versus o tratamento endoscópico em duas fases dos cálculos biliares com cálculos concomitantes no ducto biliar comum.

P: População: Doentes com litíase biliar sintomática com suspeita de litíase biliar comum ou conhecida

Pedras nas vias biliares.

I: Intervenção: Procedimento de colecistectomia laparoscópica de um estágio com colecistectomia laparoscópica

Exploração de CBD e remoção de cálculos venosos.

C: Comparação: Procedimento em duas fases com CPRE/ES e colecistectomia laparoscópica subsequente

O: Resultados: O endpoint primário é a taxa de sucesso na remoção de cálculos da via biliar; os endpoints secundários são: Taxa de complicações ou morbilidade, tempo de internamento hospitalar (dias), duração do procedimento (horas) e custo do tratamento (custos diretos).

CAPÍTULO 3 **MÉTODOS**

Estrutura do estudo

Esta revisão foi efectuada de acordo com as diretrizes PRISMA para a apresentação de revisões sistemáticas (23). A qualidade de cada estudo foi avaliada utilizando a ferramenta de avaliação do risco de viés da Colaboração Cochrane. Trata-se de uma revisão sistemática com meta-análise de ensaios clínicos aleatórios, sem restrições quanto ao ano de publicação ou à língua.

População de interesse e base de amostragem

Foram incluídos nesta revisão ensaios clínicos aleatorizados que compararam o tratamento laparoscópico numa fase com o tratamento endoscópico em duas fases, independentemente da língua, do ano de publicação, do risco de enviesamento ou da população de doentes nos estudos primários. Os estudos são definidos em termos de participantes, intervenções e resultados.

Critérios de exclusão

Estão excluídos os estudos observacionais, os artigos de revisão e outros estudos não aleatórios que comparem

ambas as intervenções.

Participantes

Doentes com cálculos biliares sintomáticos com cálculos conhecidos ou suspeitos da via biliar comum na população adulta.

Tipos de intervenções

Tratamento laparoscópico

O tratamento laparoscópico é efectuado com os doentes anestesiados na posição de Trendenleburg invertida em posição supina. O acesso ao pneumo-peritoneu é feito através da técnica aberta de Hassan ou por punção abdominal direta com uma agulha de Veress. É introduzida uma porta de 10 mm para a câmara através de uma incisão de 1-2 cm à volta do umbigo. São inseridas mais três portas: uma epigástrica (10 mm), uma subcostal (5 mm) e um trocarte final na posição axilar (5 mm). A dissecção do triângulo de Calot para identificar as diferentes estruturas e a colangiografia intra-operatória foram inicialmente realizadas através da canulação do ducto cístico e da injeção de corante nos ductos biliares para confirmar a presença de cálculos no CBD. Em alternativa, pode ser utilizada uma sonda de ultra-sons intra-operatória laparoscópica para confirmar a presença de cálculos do CBD. Os instrumentos de remoção de cálculos podem então ser inseridos inicialmente através do acesso ao ducto biliar. São geralmente utilizados dois métodos de EDBE: a abordagem transcística, que é preferida para cálculos mais pequenos localizados distalmente nos canais biliares, e a coledocotomia, na qual o CVC é incisado longitudinalmente, especialmente em doentes com um diâmetro de CVC de 7 mm ou mais, com múltiplos cálculos ou cálculos de maior diâmetro, ou com cálculos localizados proximalmente nos principais canais hepáticos. Após a conclusão do procedimento, é necessária a drenagem do CVC com um tubo em T. A extração de cálculos em ambos os procedimentos depende da experiência e inclui a utilização de um cesto, balão, papilótomo, irrigação com soro fisiológico (relaxante esfincteriano com Buscopan ou

glucagon), litotripsia com ou sem utilização de um coledoscópio. Esta abordagem também permite uma esfincterotomia anterógrada. O procedimento é completado com a remoção laparoscópica da vesícula biliar numa única fase.

Tratamento endoscópico

A colangiopancreatografia retrógrada endoscópica com esfincterotomia endoscópica pode ser efectuada no pré-operatório ou no pós-operatório da colecistectomia laparoscópica como um procedimento em duas fases. Sob sedação e analgesia intravenosas, a endoscopia é utilizada para colocar cânulas no CVC e injetar corantes nos canais biliares para confirmar a presença de cálculos no CVC; os cálculos são removidos com um balão ou cesto e é então realizada uma esfincterotomia retrógrada. A colecistectomia laparoscópica é geralmente efectuada com alguns dias ou semanas de intervalo, dependendo da preferência institucional, e é uma abordagem em duas fases.

Comparar

Tratamento laparoscópico numa única fase versus CPRE/ES + tratamento com LC antes da cirurgia

Tratamentos laparoscópicos de fase única versus LC + pós-operatório ERCP/ES + LC

Tipos de medidas de resultados

Resultado primário

- Taxa de sucesso da desobstrução ductal determinada no final da exploração do ducto biliar comum por um colangiograma completo no momento da cirurgia.

Resultados secundários

- Morbilidade pós-operatória global ou complicações no tempo máximo de
seguimento.
- Taxa de mortalidade no seguimento máximo e em relação ao procedimento
efectuado.
- Duração do procedimento em minutos, do início ao fim da operação ou do
tratamento endoscópico, somando a duração de ambos os procedimentos.
- Duração da hospitalização em dias, calculada a partir do dia de admissão até ao
dia da alta, se o procedimento for fraccionado no caso de tratamento
endoscópico, somando os dias passados no hospital para cada tratamento
individual.
- Custo total do tratamento na moeda resultante da soma das categorias
individuais de tratamento, por exemplo, custos de hospitalização, custos do
procedimento efectuado, honorários, etc.

Cálculo da dimensão da amostra

Não foi efectuado qualquer cálculo específico do tamanho da amostra. Todos os
pacientes dos estudos primários que preencheram os critérios de elegibilidade foram
incluídos nesta revisão.

Métodos de pesquisa para identificar estudos

A base de dados eletrónica pesquisada até março de 2012 incluiu o Registo de Ensaios
Controlados do Grupo Hepato-Biliar da Cochrane, o Registo Central de Ensaios

Controlados da Cochrane Library, Medline (1950 a março de 2012), Embase (1980 a

março de 2012) e a base de dados expandida do índice de citações Science (1970 a

março de 2012). Foi demonstrado que a utilização de bases de dados adicionais para

além das acima mencionadas apenas produziria cerca de <3 % de novos ensaios clínicos

aleatórios.

Foram utilizadas as seguintes palavras-chave: Cálculos biliares OR coledocolitíase OR

"bile

Bile duct stones" AND cholecystectomy, laparoscopic OR choledochotomy,
laparoscopic OR (laparoscopic AND "bile duct") AND cholangiopancreatography
endoscopic retrograde OR endoscopic sphincterotomy. Essas palavras-chave foram
atribuídas aos termos do Medline para tópicos médicos (MeSH) e pesquisadas como
elementos de texto. Foi utilizado um filtro recomendado pela Colaboração Cochrane
para identificar ensaios controlados aleatórios para filtrar ensaios não aleatórios na
Medline e na Embase.

Foram efectuadas pesquisas manuais nas referências das revistas citadas para identificar
artigos potencialmente adequados para a revisão. Além disso, foi efectuada uma
pesquisa em revistas de conferências internacionais de renome para identificar artigos
potencialmente adequados.

Estratégia de pesquisa

Os termos de pesquisa incluem: gallstones OR choledocholithiasis OR "bile duct stones
AND laparoscopic cholecystectomy OR laparoscopic choledochotomy OR
(laparoscopic AND "bile duct") AND ercp OR endoscopic sphincterotomy

Uma estratégia de pesquisa completa para a base de dados Medline é apresentada

abaixo nesta visão geral, incluindo as limitações

utilizado.

Estratégia de pesquisa de RCTs na base de dados Medline

A estratégia de pesquisa incluiu as seguintes combinações:

\# 1 Medline

\# 2 Cálculos biliares OU "pedras nos ductos biliares" OU coledocolitíase

\# 3 colecistectomia laparoscópica OU coledocotomia laparoscópica OU

\# 4 laparoscópica E ducto biliar

\# 5 #4 E #3

\# 6 ercp OU esfincterotomia endoscópica

\# 7 #2 E #5 E #6

\# 8 Terapia/narrow (filtro) OU Terapia/wide (filtro)

Seleção do estudo

Foi utilizado um fluxograma para resumir os artigos identificados, revistos e elegíveis. Os textos completos dos artigos elegíveis foram revistos independentemente por dois revisores, e o texto que cumpria os critérios de inclusão foi selecionado para extração de dados por consenso entre os dois revisores para a análise.

Na secção Resultados, é apresentado um fluxograma dos artigos identificados e incluídos. (Fig.1)

Processo de recolha de dados

Os dados necessários para compilar os resultados foram registados por dois auditores independentes numa folha de cálculo, tal como consta do modelo em anexo (Anexo 1). Todos os dados foram recolhidos e comparados pelos dois investigadores para garantir a produção de uma tabela de dados exacta e clara. Estes dados serão depois compilados numa tabela abrangente que resume os ensaios aleatórios que comparam os dois resultados do tratamento. A tabela é apresentada na secção de resultados desta revisão. Nos casos em que faltavam dados sobre os resultados, o autor foi contactado por correio eletrónico para obter o resultado dos dados em falta.

Potenciais factores de perturbação

Os potenciais factores de confusão neste estudo incluem a dimensão da amostra no estudo original, a duração do procedimento, que pode estar associada a complicações, a experiência dos cirurgiões e as técnicas utilizadas pelo cirurgião investigador.

Avaliação do risco de viés nos estudos incluídos

Os estudos com um elevado risco de enviesamento correm o risco de sobrestimar ou subestimar os efeitos positivos do tratamento (24). Os ensaios clínicos aleatórios incluídos foram avaliados quanto ao risco de enviesamento ao nível do estudo, utilizando as diretrizes da Cochrane Collaboration Tool for assessing risk of bias table and quality assessment (25). Os ensaios foram avaliados utilizando os seis componentes principais da ferramenta, como a sequência do ensaio, a ocultação da alocação, a ocultação dos participantes, do pessoal e dos avaliadores dos resultados, os dados incompletos dos resultados, a comunicação selectiva dos resultados e outras fontes de viés, como o viés de financiamento ou a desistência precoce. Cada componente é classificado como "baixo risco", "pouco claro" ou "alto risco" e é apresentada uma justificação para a classificação. Na secção de resultados, é apresentado um diagrama que resume a tabela de risco de viés, fornecendo uma avaliação do risco de viés nos estudos incluídos.

Proteção de dados

Como se trata de uma revisão sistemática, não é necessária a aprovação ética do Comité de Ética para a Investigação do RCSI, uma vez que não foram utilizados dados individuais. Se nem todos os dados do artigo publicado estivessem disponíveis, eram enviados pedidos por correio eletrónico aos investigadores principais para solicitar dados adicionais dos estudos, e os dados eram armazenados numa unidade de PC protegida por palavra-passe para evitar interferências de terceiros.

Medidas para o efeito do tratamento

O pacote de software Review Manager 5 Versão 5.1 fornecido pela Colaboração Cochrane

(Copenhaga) foi utilizado para analisar os dados (26). Para os resultados dicotómicos, foram utilizados os rácios de probabilidades ou os rácios relativos

O risco com intervalo de confiança de 95% foi calculado utilizando o método estatístico de Mantel-Haenszel.

para a meta-análise. Para os dados com zero eventos, foi calculada a diferença de risco; esta foi utilizada para os resultados de mortalidade. Para os resultados contínuos, foi utilizada a diferença média com um intervalo de confiança de 95%. Para os resultados contínuos, se a média e o desvio-padrão não foram comunicados devido a dados enviesados, a mediana e o intervalo podem ser utilizados para estimar a média e a variância utilizando a fórmula proposta por Hozo et al. e o resultado estimado é utilizado para a meta-análise (27).

Avaliação da heterogeneidade

Para os resultados da razão de probabilidades e da diferença média, utilizámos modelos com efeitos aleatórios e fixos. Se não houver diferenças entre os resultados dos dois modelos, é apresentado o modelo de efeito fixo. Se existirem diferenças nos efeitos da intervenção, foram apresentados os modelos de efeitos aleatórios e de efeitos fixos; caso contrário, é apresentado o modelo de efeitos aleatórios se existir heterogeneidade estatística.

A heterogeneidade foi analisada utilizando o teste do qui-quadrado para obter uma indicação da heterogeneidade entre os estudos, com uma significância de P < 0,050. [2]O grau de heterogeneidade dos resultados foi quantificado utilizando a estatística I-quadrado (I), que é expressa em percentagem, sendo a heterogeneidade no intervalo de 0-50% considerada inexistente. Se for encontrada uma heterogeneidade significativa nos resultados, é efectuada uma revisão cuidadosa dos estudos para analisar a

A razão para tal.

Avaliação do viés de notificação

Os resultados dos estudos que foram submetidos a meta-análise foram examinados utilizando um gráfico de funil para determinar se havia um possível viés de publicação. Esta análise só foi efectuada para o resultado primário, uma vez que todos os estudos o indicaram nos estudos primários.

Síntese dos dados

A análise dos dados baseou-se nos resultados obtidos em cada estudo original de acordo com o princípio da intenção de tratar, utilizando o modelo de efeitos fixos ou aleatórios para a meta-análise.

Análise de subgrupos e investigação da heterogeneidade

Se o resultado for significativamente heterogéneo, este pode ser analisado, mas devido ao pequeno número de estudos primários, não foi efectuada qualquer análise de subgrupo.

CAPÍTULO 4 RESULTADOS

Descrição dos estudos

As pesquisas nas bases de dados revelaram 7 ensaios clínicos controlados e aleatorizados que foram incluídos nesta revisão (ver lista de estudos incluídos).

Resultados da investigação bibliográfica

Foi identificado um total de 884 artigos através da pesquisa em bases de dados de revistas electrónicas, não tendo sido encontrados artigos adicionais através da pesquisa manual nas referências dos artigos publicados. Após a exclusão de duplicados, 843 artigos foram examinados pela equipa de estudo. Os resumos dos artigos selecionados foram recuperados e foi encontrado um total de 11 artigos com texto integral. Os textos foram novamente analisados e apenas 7 (16-19, 28-30) artigos preencheram os critérios de inclusão para a presente revisão, comparando o tratamento laparoscópico numa fase com o tratamento endoscópico em duas fases dos cálculos do ducto biliar comum e da vesícula biliar. Um total de 746 pacientes foram randomizados entre LC e LCBDE versus ERCP/ES e LC. (Fig. 1) mostra o fluxograma para a seleção de artigos de acordo com os itens preferidos para relatórios de revisões sistemáticas e meta-análises. A Tabela 1 mostra um resumo dos ECRs dos estudos incluídos com os resultados resumidos dos parâmetros.

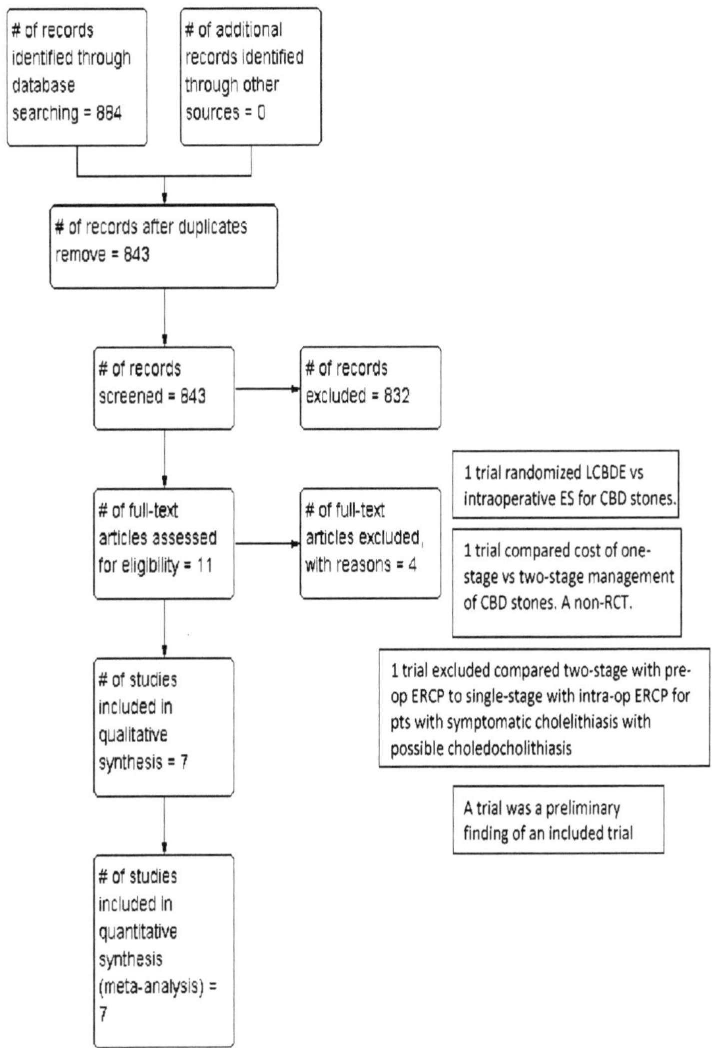

Fig.1 Fluxograma da pesquisa, identificação, exclusão e inclusão de artigos adequados
Estudos incluídos

Todos os estudos incluídos nesta revisão foram ensaios clínicos aleatorizados que compararam a colecistectomia laparoscópica com a exploração laparoscópica do ducto biliar comum como um tratamento de fase única com a colangiopancreatografia retrógrada endoscópica com esfincterotomia endoscópica e colecistectomia laparoscópica como um tratamento de duas fases. A análise das caraterísticas dos estudos incluídos é explicada nas rubricas seguintes.

Métodos

As pesquisas nas bases de dados revelaram 7 ECRs com um total de 746 doentes que foram aleatorizados igualmente para os dois braços de tratamento. 5 estudos compararam o braço de tratamento LC + LCBDE com ERCP/ES pré-operatória e LC (17-19, 28, 30), enquanto 2 estudos compararam LCBDE com ERCP/ES pós-operatória após LC (16, 29). Ambos os estudos diferem no facto de Nathanson et al. (29) terem aleatorizado doentes após uma exploração transcística falhada do ducto biliar comum, ao passo que no estudo de Rhodes et al. (16) os doentes foram aleatorizados após colangiografia per-operatória na sequência da identificação de cálculos no CBD.

A duração do recrutamento de participantes em cada estudo e a duração do acompanhamento também foram relatadas nos métodos de (17, 19). O cálculo do tamanho da amostra foi efectuado e explicado em três estudos (18, 29, 30), embora o resultado utilizado para o tamanho da amostra fosse diferente devido às diferentes populações de doentes nos estudos. O cálculo do tamanho da amostra foi mencionado mas não explicado num estudo (16), enquanto os outros estudos não forneceram qualquer explicação sobre o cálculo do tamanho da amostra. A maioria dos estudos descreveu em pormenor o tipo de procedimentos utilizados e os métodos utilizados para confirmar a remoção dos cálculos do CBD, com exceção dos estudos multi-institucionais em que foi permitida flexibilidade relativamente ao método preferido pelo cirurgião para a remoção do LCBDE.

Participantes

A aptidão para anestesia geral e a capacidade de se submeter a uma cirurgia prolongada é um pré-requisito em todos os estudos. Em todos os estudos, com exceção de um, são recrutados doentes com grau ASA I ou II. Também não há desequilíbrio na distribuição por idade e género entre os braços de tratamento em todos os estudos. Um estudo (18) recrutou especificamente doentes de maior risco (definido nos métodos) em termos de idade, com uma idade média de 74 anos e um grau ASA de I-III.

A maioria dos estudos foi realizada numa única instituição, na sua maioria em centros terciários, com exceção de dois estudos (29, 30), que eram estudos multi-institucionais envolvendo diferentes cirurgiões, mas realizados por uma única instituição coordenadora, onde a aleatorização, a atribuição e os resultados foram agrupados e analisados.

Todos os estudos compararam doentes com vesícula biliar intacta em que os cálculos na vesícula biliar eram visíveis ou fortemente suspeitos após testes de função hepática e ecografia antes da aleatorização, exceto num estudo (28) em que a CPRM/UE foi adicionalmente realizada para confirmar os cálculos na vesícula biliar antes do recrutamento e da aleatorização. Num estudo (29), a aleatorização intra-operatória foi realizada após uma exploração transcística falhada do ducto biliar comum, enquanto noutro estudo os cálculos foram diagnosticados peroperatoriamente por colangiografia e subsequentemente aleatorizados intra-operatoriamente (16).

Os critérios de exclusão foram consistentes em todos os estudos e incluíram colangite/pancreatite grave que exigia descompressão imediata da CVD e CPRE prévia antes da aleatorização, enquanto que em dois estudos os critérios de exclusão não foram especificados (17, 28), embora eu não tenha conseguido visualizar o protocolo do estudo para confirmar isto.

Intervenção

Todos os estudos compararam a CL e a CLBDE (abordagem transcística e coledocotomia) com a CPRE/ES e a CL, sendo que os detalhes da realização de cada procedimento estão descritos na maioria dos estudos e mostram semelhanças em termos dos métodos e instrumentos utilizados no procedimento. No estudo de Bansal et al(28), a coledocotomia foi realizada no braço laparoscópico e a CL foi realizada 4-6 semanas após a CPRE, de acordo com o protocolo, enquanto a maioria dos estudos realizou a CL na mesma admissão. Rogers et al(19) realizaram apenas a exploração transcística no grupo laparoscópico de um estágio.

Resultados

Alguns dos resultados medidos nos estudos mostram semelhanças entre os estudos, mesmo que a importância da afetação dos resultados primários aos secundários seja diferente.

Reparação bem sucedida das vias biliares

Em seis estudos, isto foi referido como um dos parâmetros, em cinco estudos (16-19, 28) foi o parâmetro primário, num estudo (30) foi um parâmetro secundário e num estudo (29) não foi utilizado como parâmetro, mas foi referido no estudo.

Morbidade

Todos os estudos referiram o curto prazo e o tipo de complicações nos seus respectivos estudos.

Apenas dois estudos (17, 19) relataram a duração do seguimento com complicações a longo prazo, e um estudo (29) relatou seletivamente algumas complicações a longo prazo sem especificar a duração do seguimento.

Mortalidade

Todos os estudos registaram este resultado principalmente no período perioperatório de 30 dias. Os números são geralmente baixos em todos os estudos.

Duração da hospitalização

Todos os estudos desta revisão relataram este desfecho como um dos resultados, sendo que um estudo (30) utilizou a duração da estadia como resultado primário e também como base para o cálculo do tamanho da amostra.

Duração do procedimento

Em quatro estudos, este foi relatado como um dos resultados (16, 17, 19, 29), com a duração total do início ao fim do procedimento em minutos para o tratamento numa fase, enquanto que para o tratamento em duas fases a duração dos componentes individuais do tratamento em conjunto também foi relatada em minutos.

Custo do tratamento

Apenas um estudo, Rogers et al(19), calculou os custos totais do hospital, incluindo as componentes de custo das categorias de custos individuais.

Estudos excluídos

Foram excluídos dos ensaios 4 estudos, um dos quais, de ElGeidie et al(31), randomizou LCBDE versus esfincterotomia endoscópica intra-operatória para cálculos do ducto biliar comum. Um estudo de Topal et al(32) comparou as categorias de custos hospitalares do tratamento de uma fase versus duas fases dos cálculos do ducto biliar comum, que não era um ensaio clínico randomizado. Um estudo de Rabago et al(33) comparou o tratamento em duas etapas com CPRE pré-operatória com o tratamento em uma etapa com CPRE intra-operatória.

O quarto estudo excluído de Cuschieri et al(34) é um resultado preliminar de um estudo incluído.

Risco de viés nos estudos incluídos

Abaixo encontra-se um resumo descritivo do risco de viés nos estudos incluídos, enquanto a Fig. 2 e a Fig. 3 mostram um diagrama e um resumo do risco de viés nos estudos incluídos, respetivamente.

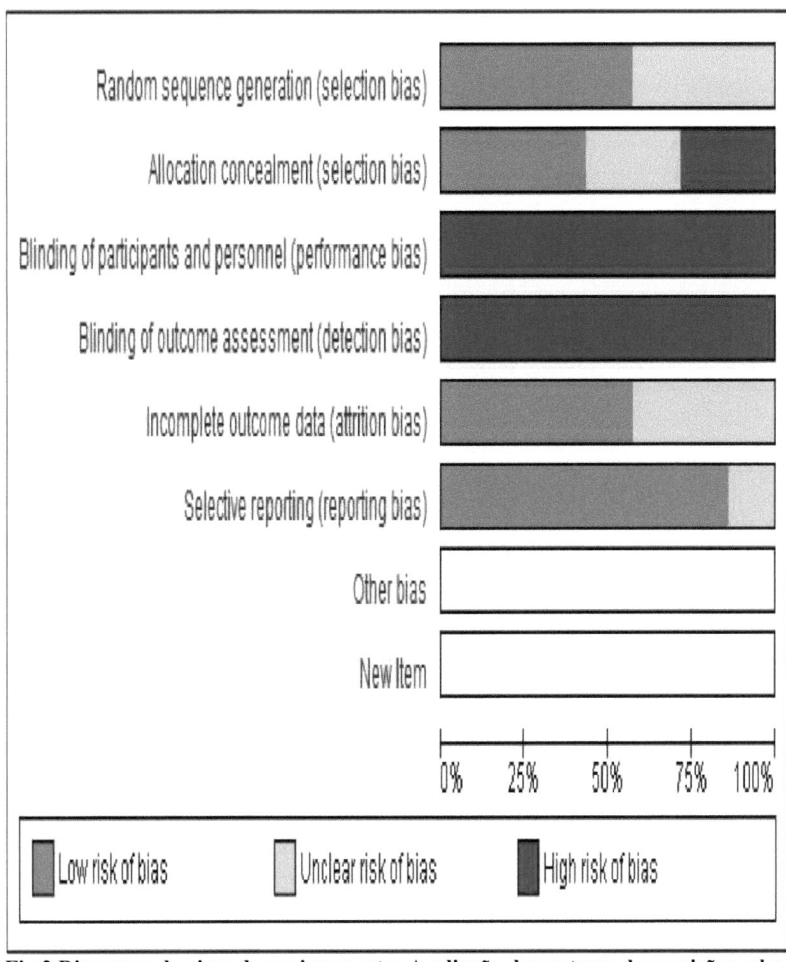

Fig.2 Diagrama do risco de enviesamento: Avaliação dos autores das revisões sobre os pontos individuais do risco de enviesamento

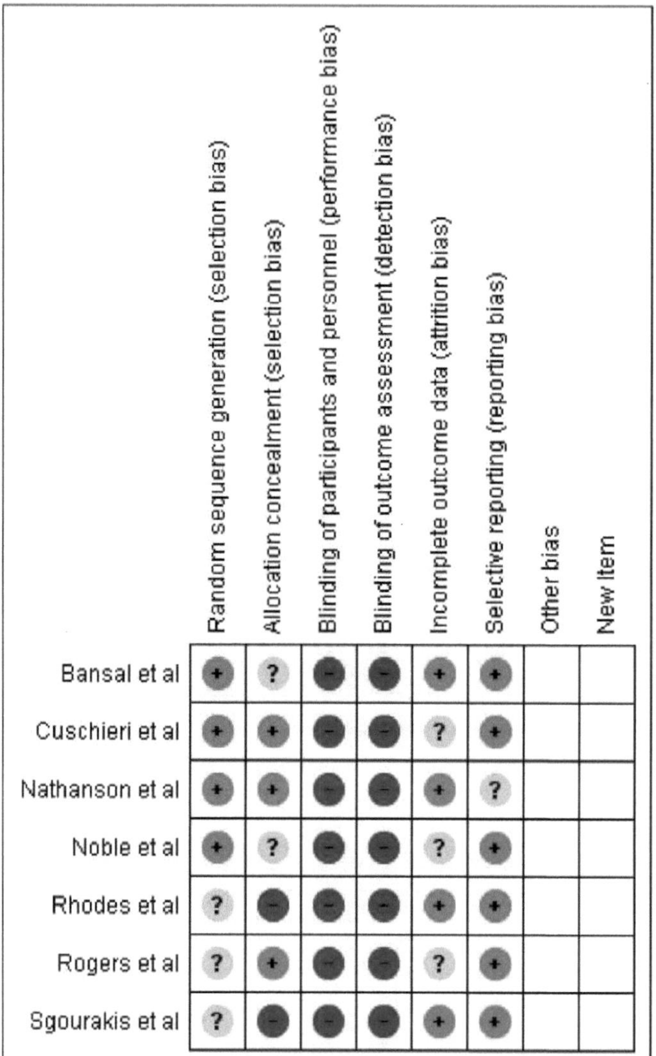

	Random sequence generation (selection bias)	Allocation concealment (selection bias)	Blinding of participants and personnel (performance bias)	Blinding of outcome assessment (detection bias)	Incomplete outcome data (attrition bias)	Selective reporting (reporting bias)	Other bias	New Item
Bansal et al	+	?	–	–	+	+		
Cuschieri et al	+	+	–	–	?	+		
Nathanson et al	+	+	–	–	+	?		
Noble et al	+	?	–	–	?	+		
Rhodes et al	?	–	–	–	+	+		
Rogers et al	?	+	–	–	?	+		
Sgourakis et al	?	–	–	–	+	+		

Fig.3 Resumo do risco de enviesamento: avaliação dos autores das revisões para cada item de risco de enviesamento

Criação da sequência de atribuição (enviesamento de seleção)

A geração de sequências apresenta um baixo risco de viés em 4 estudos: Bansal et al.(28); Nathanson et al. (29); Noble et al.(18); Cuschieri et al.(30) descrevem a utilização de uma sequência gerada por computador para aleatorizar os doentes, enquanto em 3 estudos a geração da sequência não é clara: Rogers et al.(19); Sgourakis et al.(17); Rhodes et al.(16).

Cegamento (viés de desempenho e viés de deteção)

Nenhum dos estudos referiu a ocultação dos participantes, dos investigadores e do pessoal; todos os estudos apresentavam um risco elevado de viés. Dada a natureza da intervenção e da comparação, será difícil conseguir a ocultação, uma vez que são necessárias competências diferentes para cada intervenção.

Dados de resultados incompletos (distorção devido a anulação)

Existe um viés de atrito se existirem diferenças sistemáticas no abandono dos estudos. 3 dos estudos não relataram pacientes que abandonaram os estudos (16, 28, 29). 4 estudos (16, 17, 28, 29) mostraram um baixo risco de viés, enquanto o risco não era claro nos restantes estudos. No estudo de Rogers et al (19), houve diferenças no número de pacientes com cálculos no CBD entre os dois braços do estudo, embora não tenha sido indicado se os pacientes completaram o tratamento planeado. Cuschieri et al (30) registaram uma violação do protocolo de 10%, embora a razão para este facto não tenha sido totalmente explicada.

Relato seletivo (viés de relato)
O viés de reconhecimento ocorre quando há diferenças sistemáticas na avaliação dos resultados.
Todos os desfechos pré-especificados foram relatados em todos os estudos, e não houve diferenças significativas na linha de base na avaliação ou relato dos desfechos. A duração do seguimento foi comunicada em três estudos: Noble et al (18), Rogers et al (19) e Sgourakis et al (17). Nathanson et al.(29) relataram algumas complicações a longo prazo, mas não especificaram a duração do acompanhamento. A duração do acompanhamento não foi relatada nos outros estudos.
Efeitos das intervenções
Tal como descrito na secção "Métodos", a análise baseou-se no método de intenção de tratar, ou seja, todos os doentes aleatorizados nos estudos primários foram incluídos na análise.
Resultado primário

Desobstrução ductal bem sucedida

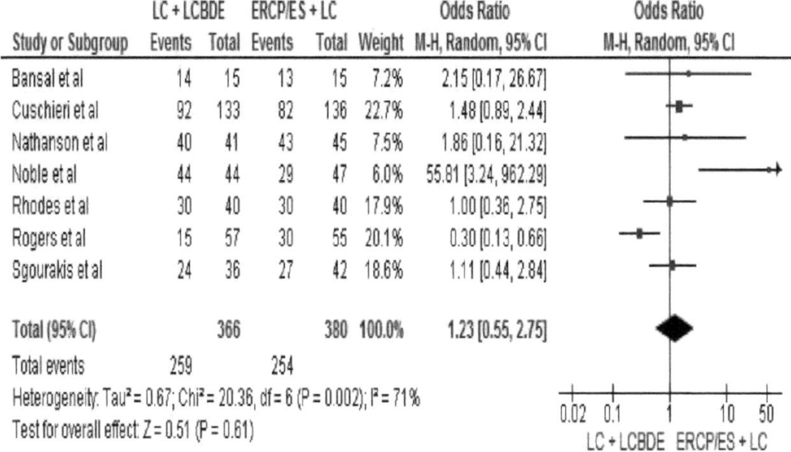

Fig.4 Diagrama de floresta: Odds ratio de sucesso na remoção de cálculos do ducto com LC + LCBDE versus CPRE/ES + LC
Foi aleatorizado um total de 746 doentes, 366 no braço de tratamento laparoscópico e 380 no braço de tratamento endoscópico. Os cálculos ductais foram removidos com sucesso em 259 doentes e em 254 doentes no braço de tratamento endoscópico, o que corresponde a uma taxa de intenção de tratamento de 70,8% e 66,8%, respetivamente.
[2]A meta-análise não revelou qualquer diferença estatística entre os braços de tratamento, como se pode ver no gráfico de floresta com OR de 1,23 IC 95% 0,55 a 2,75, P=0,61 e I =71% utilizando o modelo de efeitos aleatórios devido à heterogeneidade estatística (ver Fig. 4 acima). A Fig. 5 mostra um gráfico de funil para o resultado primário e mostra que as publicações são tendenciosas nas seguintes áreas

os ensaios primários.

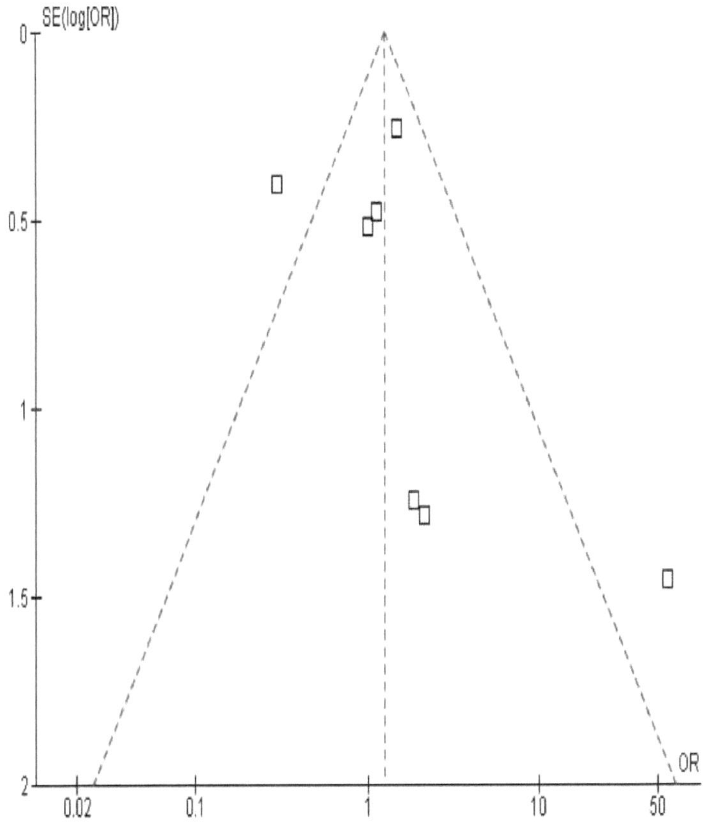

Fig.5 Gráfico de funil da publicação: mostra que apenas 2 dos 7 estudos estão fora do triângulo, indicando um baixo grau de viés de publicação.

Morbidade

Study or Subgroup	LC + LCBDE		ERCP/ES + LC			Risk Ratio	Risk Ratio
	Events	Total	Events	Total	Weight	M-H, Fixed, 95% CI	M-H, Fixed, 95% CI
Bansal et al	4	15	4	15	6.5%	1.00 [0.31, 3.28]	
Cuschieri et al	21	133	17	136	27.3%	1.26 [0.70, 2.29]	
Nathanson et al	12	41	11	45	17.1%	1.20 [0.59, 2.41]	
Noble et al	19	44	14	47	22.0%	1.45 [0.83, 2.52]	
Rhodes et al	7	40	6	40	9.8%	1.17 [0.43, 3.17]	
Rogers et al	6	57	5	55	8.3%	1.16 [0.37, 3.58]	
Sgourakis et al	5	36	6	42	9.0%	0.97 [0.32, 2.92]	
Total (95% CI)		366		380	100.0%	1.23 [0.92, 1.66]	
Total events	74		63				

Heterogeneity: Chi^2 = 0.66, df = 6 (P = 1.00); I^2 = 0%

Test for overall effect: Z = 1.37 (P = 0.17)

Fig.6 Gráfico de floresta: Morbilidade global pós-operatória entre LC + LCBDE versus CPRE/ES + LC

[2]A taxa de morbilidade global foi de 20,2% no braço laparoscópico e de 16,6% no tratamento endoscópico, com um risco relativo de 1,23, IC 95% 0,92 a 1,66, P=0,17 e I =0%, utilizando o modelo de efeito fixo. O gráfico de floresta não mostra nenhuma diferença estatística entre os braços de tratamento, como mostrado na Fig. 6 acima.

Mortalidade

	LC + LCBDE		ERCP/ES + LC			Risk Difference
Study or Subgroup	Events	Total	Events	Total	Weight	M-H, Fixed, 95% CI
Bansal et al	0	15	0	15	4.0%	0.00 [-0.12, 0.12]
Cuschieri et al	1	133	2	136	36.1%	-0.01 [-0.03, 0.02]
Nathanson et al	0	41	0	45	11.5%	0.00 [-0.04, 0.04]
Noble et al	0	44	1	47	12.2%	-0.02 [-0.08, 0.04]
Rhodes et al	0	40	0	40	10.7%	0.00 [-0.05, 0.05]
Rogers et al	0	55	0	57	15.0%	0.00 [-0.03, 0.03]
Sgourakis et al	1	36	1	42	10.4%	0.00 [-0.07, 0.07]
Total (95% CI)		**364**		**382**	**100.0%**	**-0.00 [-0.02, 0.01]**
Total events	2		4			

Heterogeneity: Chi² = 0.57, df = 6 (P = 1.00); I² = 0%

Test for overall effect: Z = 0.54 (P = 0.59)

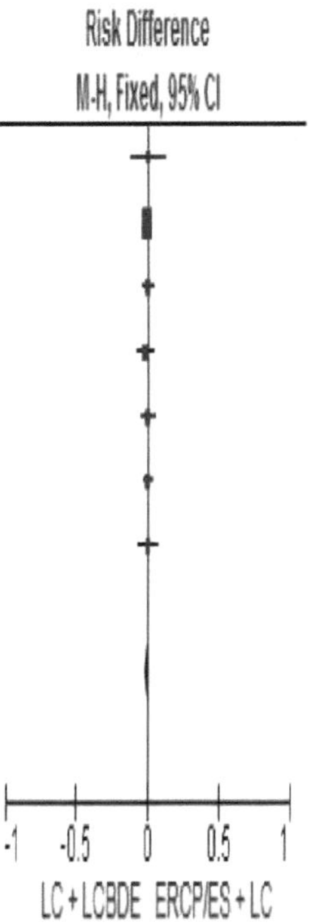

Fig.7 Gráfico de floresta: Mortalidade pós-operatória entre LC + LCBDE e ERCP/ES + LC

Ocorreram 2 mortes no grupo de tratamento laparoscópico e 4 no grupo de tratamento endoscópico, sem diferença estatisticamente significativa entre os dois grupos de tratamento. A diferença de risco de -0,0 e 95% CI -0,02, 0,01 e o gráfico de floresta usando o modelo de efeito fixo devido à falta de heterogeneidade do resultado, como mostrado acima na Fig. 7.

Duração da hospitalização

Study or Subgroup	LC + LCBDE			ERCP/ES + LC			Weight	Mean Difference IV, Random, 95% CI
	Mean	SD	Total	Mean	SD	Total		
Bansal et al	4.2	2	15	4	2.1	15	16.0%	0.20 [-1.27, 1.67]
Cuschieri et al	7.1	2.3	133	9.4	2.5	136	18.9%	-2.30 [-2.87, -1.73]
Nathanson et al	6.4	0	41	7.7	0	45		Not estimable
Noble et al	4.8	1.5	44	3.8	1.5	47	18.8%	1.00 [0.38, 1.62]
Rhodes et al	7.3	8	40	4.8	3	40	11.4%	2.50 [-0.15, 5.15]
Rogers et al	5.3	3.2	57	6.6	4	55	16.5%	-1.30 [-2.64, 0.04]
Sgourakis et al	7.7	1.7	36	8.5	1.7	42	18.4%	-0.80 [-1.56, -0.04]
Total (95% CI)			366			380	100.0%	-0.29 [-1.68, 1.10]

Heterogeneity: Tau² = 2.57; Chi² = 66.94, df = 5 (P < 0.00001); I² = 93%

Test for overall effect: Z = 0.41 (P = 0.68)

Fig.8 Diagrama de floresta: duração da hospitalização entre LC + LCBDE versus CPRE/ES +LC

A Tabela 2 apresenta os dados dos estudos, incluindo o cálculo da média e do desvio padrão dos dados dos estudos. A meta-análise não mostra qualquer diferença estatística entre os braços de tratamento com uma diferença média de -0,29, um IC de -1,68-1,10 e um valor de P de 0,68 para o modelo de efeitos aleatórios. O gráfico de floresta na Fig. 8 mostra que um dos estudos forneceu dados insuficientes e o autor foi contactado por correio eletrónico sobre os dados em falta, mas não obteve resposta.

É relevante o facto de 5 dos estudos mostrarem uma duração de hospitalização mais curta no braço do tratamento laparoscópico em fase única e a diferença situar-se entre 1-

3 dias, com significado estatístico em 2 dos estudos (16, 30), existindo também uma diferença estatística entre a abordagem trancística e o tratamento endoscópico no estudo de Sgourakis et al(17). Embora um estudo não tenha sido incluído na meta-análise devido ao facto de o relatório estar incompleto, existe uma pequena possibilidade de que o resultado tivesse sido a favor do tratamento numa única fase se tivesse sido incluído. Apenas um estudo

mostra um tempo de internamento mais curto para o tratamento endoscópico (18), enquanto um estudo não mostra qualquer diferença no tempo de internamento (28).

Duração do procedimento

Tabela 3: Duração da cirurgia (em minutos) como resultado secundário dos tratamentos laparoscópico e endoscópico.

Study, Year	*Procedure*	*Population*	*Mean (mins)*	*SD*	*Median (mins)*	*Range (mins)*
Rogers,2010	Laparoscopic	57	175	9.2	160	77-395
	Endoscopic	55	182	5.4	178	106-281
Nathanson,2005	Laparoscopic	41	n/a	n/a	158.8	n/a
	Endoscopic	45	n/a	n/a	147.9	n/a
Sgourakis,2002	Laparoscopic	36	140	75	90	70-310
	Endoscopic	42	131.3	58	105	60-255
Rhodes,1998	Laparoscopic	40	128.8	85	90	25-310
	Endoscopic	40	131.3	58	105	60-255

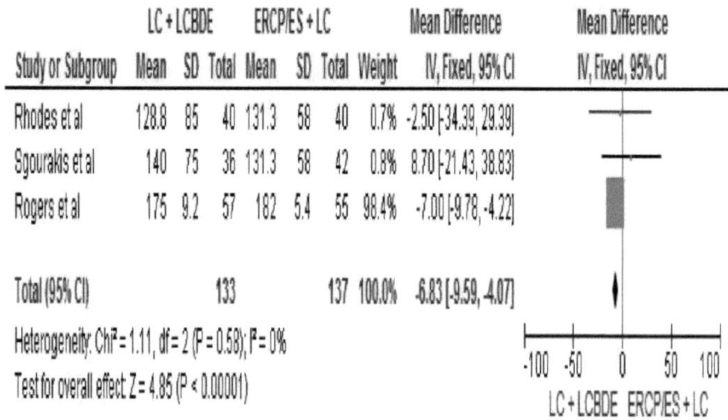

Fig. 9 Diagrama de floresta: Duração do procedimento entre LC + LCBDE e ERCP/ES + LC

A Tabela 3 mostra os dados, incluindo os dados calculados a partir dos estudos incluídos. Apenas quatro estudos relataram a duração do procedimento, os dados foram relatados como mediana e intervalo, exceto no estudo de Rogers et al.(19), que relatou média e DP, e a meta-análise foi realizada para três estudos, uma vez que os dados do quarto estudo de Nathanson et al.(29) eram insuficientes, embora o autor tenha sido contactado por correio eletrónico para solicitar os dados dos resultados em falta.

A meta-análise com gráfico de floresta (Fig. 9) mostra uma significância estatística a favor do tratamento laparoscópico de uma fase como uma duração de procedimento mais curta em comparação com o tratamento endoscópico de duas fases com um valor de P <0,00001, IC -9,59 a -4,07.

A tabela também mostra que três dos estudos relataram uma duração de procedimento mais curta no tratamento em uma etapa, com o valor mediano e a diferença entre 15 e 18 minutos, sem que isso fosse estatisticamente significativo. Apenas um estudo relatou uma maior duração do procedimento no braço de tratamento em duas fases (29) e não foi incluído na meta-análise.

devido à insuficiência de dados.

Avaliação económica da saúde

Apenas um estudo de Rogers et al(19) registou custos hospitalares totais com uma média de 24.399 dólares (intervalo 11.190-60.138) para o tratamento numa fase e 26.656 dólares (intervalo 4.496-85.085) para o tratamento endoscópico em duas fases. No entanto, foi encontrada significância estatística para os custos com especialistas (média (DP)), 5054 dólares (1637) para o tratamento numa fase versus 6191 dólares (1583) para o tratamento em duas fases, com um valor de P de 0,001.

CAPÍTULO 5 DEBATE

Esta revisão sistemática com meta-análise de ensaios clínicos aleatorizados inclui 7 estudos com 746 doentes que foram selecionados para tratamento laparoscópico numa fase ou para tratamento endoscópico em duas fases. A revisão mostra que a taxa de sucesso para a remoção de cálculos do ducto biliar comum, a morbilidade, a mortalidade e o tempo de internamento hospitalar são os mesmos, mas que existe uma diferença estatisticamente significativa na duração do procedimento a favor da técnica de uma fase. Os custos hospitalares no único estudo randomizado em que esta variável foi investigada mostram uma redução nos custos com o tratamento em estágio único, mas esta variável será abordada mais adiante nesta discussão.

Uma primeira revisão sobre este tema, efectuada por Tranter et al.(20) em 2002, baseia-se em dois ensaios clínicos aleatórios e conclui que a cirurgia laparoscópica e o tratamento endoscópico têm uma taxa de desobstrução e uma duração de internamento semelhantes, mas que o tratamento endoscópico tem uma taxa de morbilidade e mortalidade mais elevada. A revisão também analisa as complicações a médio e longo prazo da CPRE. É de notar que isto não foi objeto de uma meta-análise. A revisão seguinte foi publicada por 2 autores diferentes em 2006. Martin et al(22) não encontraram diferenças significativas na mortalidade, morbilidade, sucesso do tratamento e duração do procedimento numa revisão Cochrane de 591 doentes em 5 ECRs. A duração do internamento foi referida como mais curta em 3 estudos, mas não foi analisada. Clayton et al(21) encontraram resultados semelhantes para o tratamento endoscópico e laparoscópico. As duas últimas revisões também compararam o tratamento aberto com o endoscópico e encontraram um menor número de falhas de tratamento e menos procedimentos médios na categoria de cirurgia aberta em ambos os casos. Uma revisão mais recente de Alexakis et al(35) mostra resultados equivalentes, embora de forma abstrata, entre o tratamento em uma e duas fases dos cálculos do CBD.

Ao longo dos anos, foram desenvolvidos diferentes algoritmos de tratamento para o tratamento de cálculos biliares com cálculos de CBD associados (36). É de salientar que os cálculos do CBD podem ser detectados antes, durante ou após a cirurgia para o tratamento dos cálculos biliares. Atualmente, a decisão baseada nas diferentes apresentações ou diagnósticos continua a ser determinada pelos conhecimentos e competências locais, pela disponibilidade de equipamento e pela preferência do doente, e não pelos princípios científicos da eficácia da modalidade de tratamento, da morbilidade e mortalidade ou do risco de recorrência da doença.

A aplicação deste princípio no presente estudo mostra uma eficácia equivalente entre os dois braços de tratamento. A nossa análise com base na intenção de tratar mostra uma taxa de eliminação de 71% para o tratamento laparoscópico em comparação com 69% para o tratamento endoscópico. Uma análise mais aprofundada por taxa de eliminação efectiva de cálculos mostrou uma melhoria na taxa de eliminação de 87,5% para 86% para o tratamento laparoscópico e endoscópico, respetivamente. Este facto compara-se favoravelmente com várias séries consecutivas sobre a eficácia da modalidade de tratamento, nas quais a taxa de eliminação de cálculos se situou entre 85% e 95% para o tratamento laparoscópico único e entre 87% e 97% para o tratamento endoscópico (5, 6). No entanto, um estudo da nossa revisão mostra uma significância estatística da remoção laparoscópica em comparação com a remoção endoscópica (18). Embora o tratamento endoscópico tenha uma taxa de insucesso de 10%, esta é compensada pelo facto de poder ser repetido várias vezes e requerer apenas sedação em vez de anestesia geral, e que um atraso na remoção dos cálculos não deve atrasar a cirurgia da vesícula biliar. Um RCT de Chang et al.(37) de 2000 não mostra superioridade do tratamento endoscópico pré versus pós-operatório.

A taxa de mortalidade é inferior a 1% em ambos os braços de tratamento, o que é consistente com a literatura e revisões anteriores. Esta revisão também mostra uma taxa de morbilidade de 20% em comparação com 16,5% para o tratamento laparoscópico e endoscópico, respetivamente. Isto compara-se favoravelmente com séries relatadas com uma taxa de morbilidade de 4-16% para o tratamento laparoscópico e 5-11% para o tratamento endoscópico. O nosso estudo não mostra qualquer diferença estatística neste parâmetro, resultando em nenhuma diferença significativa entre os dois braços de tratamento em comparação com estudos anteriores. A principal morbilidade é a pancreatite, que ocorre mais frequentemente com o tratamento endoscópico, com uma incidência de cerca de 3-5%. A pancreatite está associada a uma taxa de mortalidade de 10% se for grave. A incidência é menor com o tratamento laparoscópico ou pode ser evitada se a operação for efectuada cuidadosamente. A principal morbilidade associada ao tratamento laparoscópico é a fuga de bílis, que é mais comum com a coledocotomia, mas também pode ocorrer com o tratamento endoscópico, especialmente após a CL.

Desde que a EDLC foi relatada pela primeira vez no início dos anos 90, foram publicados estudos de longo prazo comparando este procedimento com os efeitos de longo prazo do tratamento endoscópico. Waage et al(38), que estudaram 152 doentes durante um período de 6-72 meses, e Andrew et al(39), que estudaram 116 doentes durante um período de 63 meses, concluíram que não existiam complicações a longo prazo no trato biliar, para além de uma pequena recorrência de cálculos do CBD. Isto está em ligeiro contraste com um estudo de Tranter et al. que analisou as complicações a médio e longo prazo da CPRE/ES e encontrou uma recorrência de cálculos do CBD em 216%, colangite em 1-6% e um risco potencial de cancro das vias biliares devido à destruição do esfíncter de Oddi (20).

O custo é uma variável muito importante na tomada de decisões em matéria de cuidados de saúde, e apenas um estudo comparou os custos entre os braços de tratamento. O estudo encontrou uma significância estatística a favor do tratamento numa única fase em termos de custos. É de salientar que alguns estudos observacionais tiveram em conta esta variável na decisão sobre o tipo de tratamento. Topal et al(32), que estudaram uma série consecutiva de 53 pacientes, encontraram uma redução dos custos hospitalares a favor do tratamento em fase única. Noutros estudos que analisaram os custos hospitalares, foram utilizados diferentes métodos para analisar este parâmetro e as conclusões foram diferentes (40-42). Alguns factores importantes que afectam os custos hospitalares são a duração da hospitalização, os custos do bloco operatório e os honorários. Uma vez que o tratamento endoscópico requer um gastroenterologista e um cirurgião, não houve diferença estatística na duração do internamento hospitalar na presente revisão, mas dois estudos relataram uma significância estatística nesta variável de 2-3 dias de diferença. As revisões anteriores também não foram capazes de efetuar uma meta-análise sobre este parâmetro.

Esta revisão, como as anteriores, incluiu principalmente pacientes com bom risco de anestesia com graus ASA I e II e uma faixa etária de 18-89 anos. Uma exceção é o estudo de Noble et al(18), que se centra especificamente em doentes de maior risco (doentes mais velhos com comorbilidades e ASA grau IIII). O estudo mostra que os cálculos biliares sintomáticos, que são mais comuns em doentes mais velhos com comorbilidades, podem ser bem tratados alternativamente por cirurgia laparoscópica, embora se acredite que a CPRE/ES possa ser adequada, e que ainda se justifica mais investigação sobre esta coorte de doentes, uma vez que as revisões anteriores, incluindo a presente, se centraram sobretudo em doentes em boa forma física e encontraram consistentemente uma eficácia e eficiência equivalentes entre as duas técnicas. Abordagens de tratamento.

Todos os estudos incluídos nesta revisão foram ensaios clínicos aleatorizados cuja validação interna e conduta foram avaliadas utilizando a ferramenta de risco de viés. É difícil fazer juízos de valor sobre o impacto de componentes individuais nos efeitos da intervenção, e a força ou fraqueza que têm na qualidade da evidência nesta revisão não pode ser ignorada. No entanto, como os resultados desta revisão são medidos objetivamente, a sua influência nos efeitos da intervenção pode ser relativa. Embora o cálculo do tamanho da amostra tenha sido efectuado em três estudos, ao reunir os dados, esta revisão aumentou o poder de investigações anteriores em que não é possível chegar a uma conclusão definitiva. A população de doentes nesta revisão é ainda pequena para uma doença comum que afecta milhões de pessoas em todo o mundo. A qualidade dos dados com variáveis contínuas é, na sua maioria, não paramétrica, e os nossos cálculos com dados paramétricos podem ser propensos a erros e afetar a meta-análise.

No entanto, a CBDE laparoscópica é geralmente efectuada por cirurgiões com competências laparoscópicas avançadas e é frequentemente descrita como tecnicamente

exigente. Isto também pode dever-se ao facto de a maioria dos estudos incluídos na

revisão ter sido realizada em instituições terciárias ou em várias instituições, o que

também pode dever-se ao recrutamento de um número adequado de doentes para os

estudos. As competências poderiam ser aprendidas se fossem incluídas nas

competências laparoscópicas gerais ensinadas aos cirurgiões em formação, de modo a

disporem de alternativas para o tratamento de cálculos sintomáticos no cancro do colo

do útero. Isto também poderia ser aplicável em zonas rurais ou hospitais gerais onde não

existam endoscopistas com formação. Apesar de alguns

O investimento necessário para adquirir o equipamento para o procedimento é

compensado, a longo prazo, pelas poupanças realizadas através da utilização do

tratamento alternativo e, normalmente, proporciona aos doentes uma escolha de opções

de tratamento.

Conclusão

Esta revisão mostra uma comparação equivalente entre o tratamento laparoscópico e

endoscópico dos cálculos do ducto biliar comum em termos de taxa de libertação,

morbilidade, mortalidade e duração do internamento hospitalar, mas uma diferença na

duração média dos procedimentos.

Reconhecimento

Gostaria de expressar a minha sincera gratidão a todos aqueles cujas contribuições inestimáveis e tempo me ajudaram a concluir a minha dissertação. Foi um período extenuante e atarefado, durante o qual passei inúmeras horas a recolher, analisar e escrever este relatório. Um agradecimento especial à minha família, especialmente à minha mulher Aina pela sua compreensão e paciência e aos meus filhos (Femi e Ade). Estou muito grato ao Sr. M. Kell pela sua oportuna e excelente revisão e ao Dr. B.D. Dimitrov (RCSI) pelo seu oportuno aconselhamento, orientação e assistência na análise da investigação. Gostaria também de agradecer ao pessoal administrativo e aos membros do corpo docente pelas brilhantes palestras e oportunidades de aprendizagem durante o programa MCh - agradeço-vos muito.

REFERÊNCIAS

1.   Gurusamy K, Sahay SJ, Burroughs AK, Davidson BR. Systematic review and meta-analysis of intraoperative versus preoperative endoscopic sphincterotomy in patients with gallbladder and suspected bile duct stones. The British Journal of Surgery. 2011;98(7):908-16.

2.   Ko CW, Lee SP. Epidemiologia e história natural dos cálculos do ducto biliar comum e previsão da doença Gastrointest Endoscopy. 2002;56(6):165-9. Epub 30 November 2005.

3.   Petelin JB. Exploração laparoscópica do ducto biliar comum. Surgical endoscopy. 2003;17(11):1705- 15. Epub 2003/09/06.

4.   Topal B, Van de Moortel M, Fieuws S, Vanbeckevoort D, Van Steenbergen W, Aerts R, et al. The value of magnetic resonance cholangiopancreatography in predicting common bile duct stones in patients with gallstone disease. The British Journal of Surgery. 2003;90(1):42-7.

5.   Coulton JB, Colleen C, Curran MS. Indicadores de qualidade, incluindo complicações, para CPRE num contexto comunitário: um estudo prospetivo. Gastrointest Endosc. 2009;70(3):457-67.

6.   Comité de Normas de Prática da ASGE, Marple JT, Ikenberry SO, Anderson MAea. O papel da endoscopia no tratamento da coledocolitíase. Gastrointest Endosc. 2011;74(4):731-44.

7.   Petelin JB. Tratamento cirúrgico dos cálculos do ducto biliar comum. Clínicas de Endoscopia Gastrointestinal da América do Norte. 2002;56(6):183-9.

8.   Kim K, Kim W, Lee H, Sung C. Previsão de cálculos no ducto biliar comum: validação em colecistectomia laparoscópica. Hepatogastroenterology. 1997;44(18):1574-9.

9.   Hallal A, Amortequi J, Jeroukhimov I, Casillas Jea. A colangiopancreatografia por ressonância magnética detecta com precisão os cálculos do ducto biliar comum na pancreatite com cálculos biliares. Journal of the American College of Surgeons. 2005;200(6):869-75.

10.   Romagnuolo J, Bardou M, Rahme E, Joseph L, Reinhold C, Barkum A. Magnetic resonance cholangiopancreatography - a meta-analysis of test performance in suspected biliary disease. Annals of Internal Medicine. 2003;139(7):547-57.

11.   Verna D, Kapadia A, Eisen M, Adler GD. "EUS vs MRCP para a deteção de coledocolitíase". Gastrointest Endosc 2006;64(2):248-54.

12.   Clube TSS. A prospective analysis of 1518 laparoscopic cholecystectomies. N Engl J Med. 1991;324(16):1073-8.

13.   Conferência NC. Cálculos biliares e colecistectomia laparoscópica. JAMA. 1993;269(8):1018-24.

14.   Tinoco R, Tinoco A, El-Kadre L, Peres L, Sueth D. Exploração laparoscópica do ducto biliar comum. Annals of Surgery. 2008;247(4):674-9.

15.   Tai CK, Tang CN, Ha JP, Chau CH, Siu WT, Li MK. Exploração laparoscópica do ducto biliar comum na coledocolitíase difícil. Surgical endoscopy. 2004;18(6):910-4. Epub 2004/04/20.

16.   Rhodes M, Sussman L, Cohen L, Lewis MP. Randomised trial of laparoscopic exploration of the common bile duct compared with postoperative endoscopic retrograde cholangiography for stones in the common bile duct. Lancet. 1998;351(9097):159-61. epub 1998/02/05.

17.   Sgourakis G, Karaliotas K. Laparoscopic exploration of the common bile duct and cholecystectomy versus endoscopic stone extraction and laparoscopic cholecystectomy for choledocholithiasis. Um estudo prospetivo e aleatório. Minerva chirurgica. 2002;57(4):467-74. Epub 2002/07/30.

18.   Noble H, Tranter S, Chesworth T, Norton S, Thompson M. Um ensaio clínico aleatório que compara a utilização de

Esfincterotomia endoscópica seguida de colecistectomia laparoscópica com exploração primária da via biliar laparoscópica durante a colecistectomia em doentes com coledocolitíase e de alto risco. Journal of Laparoendoscopic and Advanced Surgical Techniques (Jornal de Técnicas Cirúrgicas Avançadas e Laparoendoscópicas). 2009;19(6):713-20.

19.   Rogers SJ, Cello JP, Horn JK, Siperstein AE, Schecter WP, Campbell AR, et al. Ensaio prospetivo aleatório de LC+LCBDE vs ERCP/S+LC para a doença dos cálculos da via biliar comum. Archives of Surgery (Chicago, Ill : 1960). 2010;145(1):28-33. epub 2010/01/20.

20.   Tranter SE, Thompson MH. Comparação entre a esfincterotomia endoscópica e a exploração laparoscópica do ducto biliar comum. The British Journal of Surgery. 2002;89(12):1495-504. epub 2002/11/26.

21.   Clayton ESJ CS, Alexakis N, Leandros E. Meta-analysis of endoscopy and surgery versus surgery alone for common bile duct stones with the gallbladder in situ. british Journal of Surgery. 2006;93:1185- 91.

22.   Martin DJ, Vernon DR, Toouli J. Surgical versus endoscopic treatment of bile duct stones. Cochrane Database of Systematic Reviews (Online). 2006(2):CD003327. Epub 2006/04/21.

23.   Moher D LA, Tetzlaff J, Altmann DG, The PRISMA Group. Elementos preferidos de relatório para revisões sistemáticas e meta-análises. Intl J Surg 2010. 2009;151(4).

24.   Higgins JPT, Altman DG, Sterne JAC. Avaliando o risco de viés nos estudos incluídos. Grupo de Métodos Estatísticos da Cochrane e Grupo de Métodos de Enviesamento da Cochrane. 2011:Capítulo 8.

25.   Higgins JPT, Altman DG, Sterne JAC. Manual Cochrane para revisões sistemáticas de intervenções. 2011;Versão 5.1.0.

26.   Higgins JPT, Green S. Cochrane Handbook for Systematic Reviews of Interventions Versions 5.1.0. The Cochrane Collaborations. 2011.

27.   Hozo SP, Djulbegovic B, Hozo I. Estimativa da média e da variância utilizando a mediana, o intervalo e a variância.
o tamanho de uma amostra BMC Medical Research Methodology. 2005;5(13).

28.   Bansal VK, Misra MC, Garg P, Prabhu M. A prospective, randomised study comparing two-phase versus single-phase treatment of patients with gallstone disease and common bile duct stones. Surgical Endoscopy. 2010;24:1986-9. Epub 2009 June 27.

29.   Nathanson LK, O'Rourke NA, Martin IJ, Fielding GA, Cowen AE, Roberts RK, et al. CPRE pós-operatória versus coledocotomia laparoscópica para remoção de cálculos biliares selecionados. Ann Surg. 2005;242(2):188-92.

30.   Cuschieri A, Lezoche E, Morino M, Croce E, Lacy A, Toouli J, et al. Estudo multicêntrico, prospetivo e aleatório E.A.E.S. que compara o tratamento de doentes com litíase biliar e cálculos nas vias biliares em dois ou num passo. Surgical Endoscopy. 1999;13:952-7.

31.   El-Geidie AA, El-Shobary MM, Naeen YM. Exploração laparoscópica versus ES intra-operatória para cálculos do ducto biliar comum: um estudo prospetivo aleatório. Digestive diseases (Basileia, Suíça). 2011;28(5-6):424-31.

32.   Topal B, Vromman K, Aerts R, Verslype C, Steenbergen W, Penninckx F. Hospital cost categories of one- or two-stage treatment of common bile duct stones. Surg Endosc and other Interventional Techniques. 2010;24(2):413-6.

33.   Rabago LR, Vicente C, Soler F, Delgado M, Moral Iea. Tratamento em duas etapas com CPRE pré-operatória versus tratamento em uma etapa com CPRE intra-operatória em pacientes com colelitíase sintomática com possível coledocolitíase. Endoscopy. 2006;38(8):779-86.

34.   Cuschieri A, Croce E, Faggioni A, Jakimowicz J, Lacy A, Lezoche E, et al. Estudo EAES de cálculos ductais. Preliminary results of a multicentre, prospective, randomised study comparing two-stage versus one-stage treatment. Surgical Endoscopy. 1996;10(12):1130-5.

Epub 1996/12/01.
35.   Alexakis N, Connor S. Meta-análise do tratamento laparoscópico/endoscópico de uma e duas fases
de cálculos do ducto biliar comum HPB(oxford). 2012;14(4):254-9. epub fev3- 2012.
36.   Parra-Membrives P, Diaz-Gomez D, Vilegas-Portero R, Molina-Linde M, Gomez-Bujedo L, Lacalle-Remigio JR. Appropriate treatment of common bile duct stones: a statistical analysis of the RAND Corporation/UCLA Appropriateness Method. Surgical Endoscopy. 2010;24(5):1187-94. epub 2009/11/17.
37.   Chang L, Lo S, Stabile BE, et al. Preoperative versus postperative endoscopic retrograde cholangiopancreatography for mild to moderate gallstone pancreatitis: a prospective randomised study. Ann of Surg. 2000;231:82-7.
38.   Waage A, Stromberg C, Leijonmarck CE, Arvidsson D. Long-term results of laparoscopic exploration of the common bile duct. Surgical Endoscopy. 2003;17(8):1181-5. Epub 2003/05/10.
39.   Campbell-LLoyd AJM, Martin DJ, Martin IJ. Long-term outcomes after laparoscopic bile duct exploration: a 5-year follow-up of 150 consecutive patients. ANZ J Surg. 2008;78:492-4.
40.   Brown LM, Rogers SJ, Cello JP, Brasel KJ, Inadomi JM. Cost-effective treatment of patients with symptomatic cholelithiasis and possible common bile duct stones (Tratamento custo-eficaz de pacientes com colelitíase sintomática e possíveis cálculos no ducto biliar comum). Journal of the American College of Surgeons. 2011;212(6):1049-60. epub june 2011.
41.   Poulose BK, Speroff T, Holzman MD. Otimização do tratamento da coledocolitíase - uma análise custo-benefício. Archives of Surg. 2007;142(1):43-8.
42.   Liberman MA, Phillips EH, Carroll BJea. Cost-effective treatment of choledocholithiasis: laparoscopic exploration of the transcystic duct or endoscopic sphincterotomy. Journal of the American College of Surgeons. 1996;182(6):488-94.

Índice

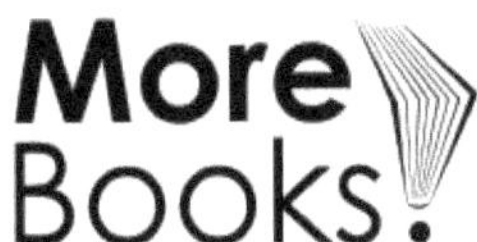

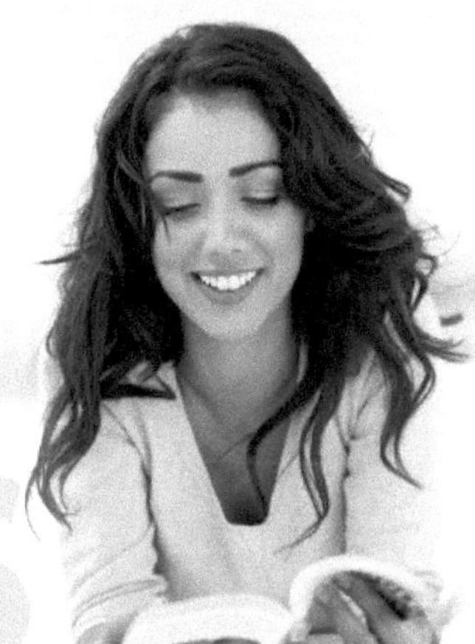

I want morebooks!

Buy your books fast and straightforward online - at one of world's fastest growing online book stores! Environmentally sound due to Print-on-Demand technologies.

Buy your books online at
www.morebooks.shop

Compre os seus livros mais rápido e diretamente na internet, em uma das livrarias on-line com o maior crescimento no mundo! Produção que protege o meio ambiente através das tecnologias de impressão sob demanda.

Compre os seus livros on-line em
www.morebooks.shop

info@omniscriptum.com
www.omniscriptum.com

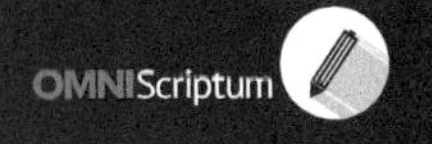

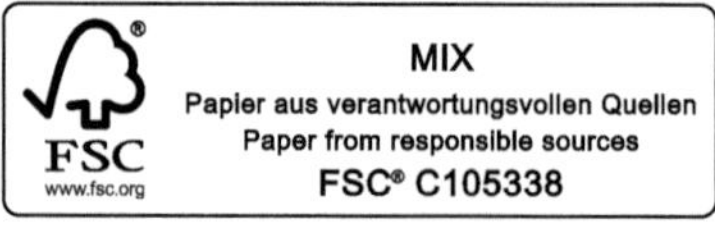

Printed by Books on Demand GmbH, Norderstedt / Germany